Nature of Nursing

看護のなかの出会い

“生と死に仕える”ための一助として

菊地多嘉子
Kikuchi Takako

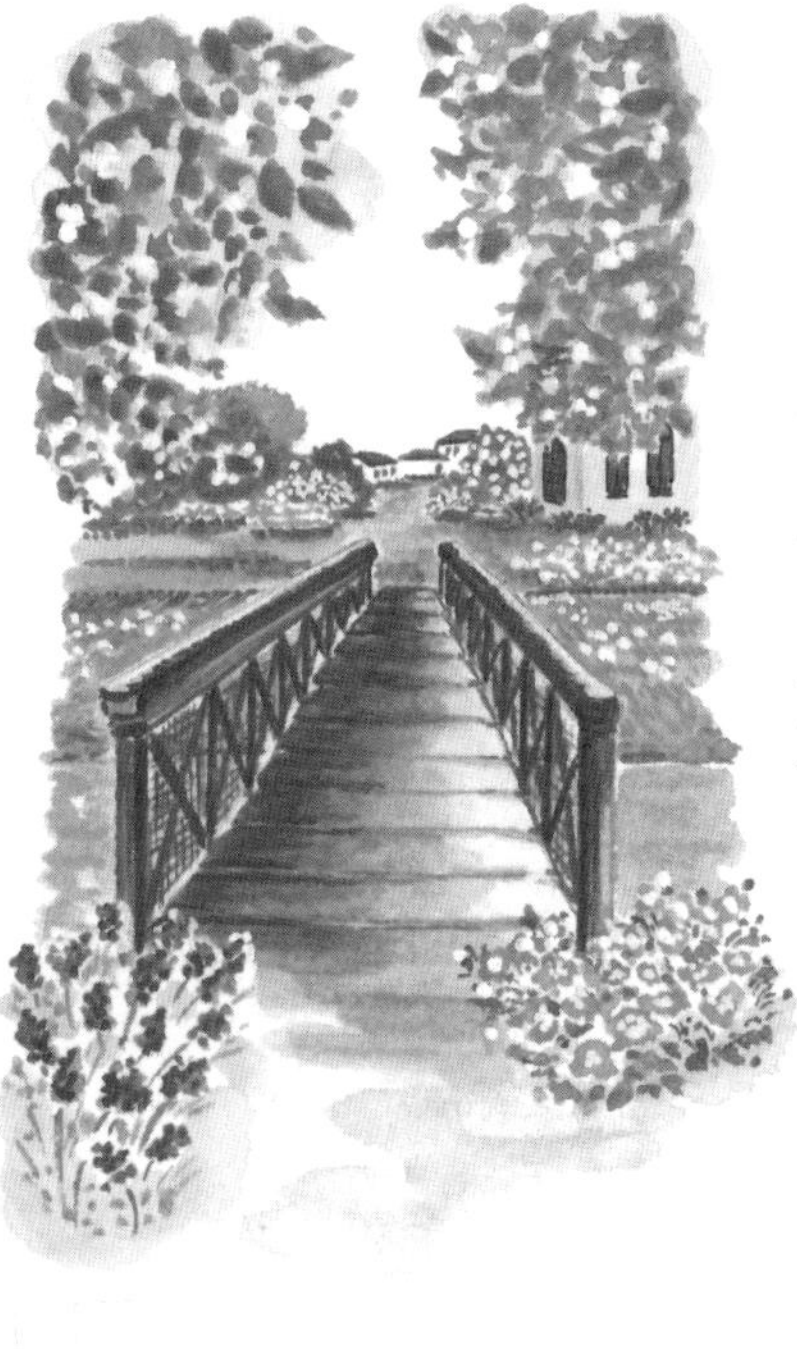

日本看護協会出版会

本書は、小社全国看護セミナーでの講演をもとに、一九八七年に刊行した『看護のなかの出会い』、一九九五年に刊行した『続　看護のなかの出会い』を再編集して一冊とし、加筆修正を行い新装版として刊行したものです。

刊行にあたって

多くの時間を看護の学びに、あるいは臨床での実践に費やしていらっしゃる皆様に、このささやかな本をお届けできるのをうれしく思います。

看護の道を生きるとは何かを、皆様とご一緒に考える機会をいただいたのは、もう随分前になりますが、そのときの二冊を一つに編集して、今を生きる皆様にあらためてお贈りいたします。

私にとって、看護者との出会いは遥かな過去、五歳のときにさかのぼります。風邪を引いて父に連れられ、生まれて初めて病院を訪れた私を、母のように迎えてくださったのは婦長さんでした。長い白衣と特別のキャップをつけたそのかたは、幼い私の上にかがみこんで、やさしくことばをかけてくださいました。「母親のような婦長さん」の印象はずっと私のこころに残って、将来「あのかたのようになりたい」と思い続けておりました。でも、一〇歳の夏、道に迷って長屋に迷い込んだ私は、貧しい家に蚊帳をつって寝込んでいる病人を見たのです。「医者になろう。貧しい病人を助けるために」。家に帰ってこの話をしたとき、親も兄弟も喜んで受け入れ、医者になる長い道のりを歩むことになりました。ようやく医者になって二年後、生涯を神さまと人々に捧げるために教育修道会に入り、北九州市の明治学園で多くの教え子が医者の道に進む喜びを味わったのです。

このたび、日本看護協会出版会のご好意により、かつての拙い講演を新たにまとめることができました。皆様が看護の道の尊さを知り、それに徹して生きられるようにこころから願って、このつつましい一冊をお贈りいたします。

二〇一五年六月

菊地多嘉子

目次

第2章◈良き看護のために――6つの姿勢

第5章◈永遠のいのちの希望

序章◈他者の重荷を分かち合う

病む人を自分の仲間である尊い人格として愛し、
献身する姿勢は、現代の看護の世界を照らす光です。

ヴァージニア・ヘンダーソンの論文集のなかに、「看護に優れるとは」と題する論文があります。私はこれを読みながら、次のことばに深くこころを打たれました。

もしも看護が、私の信じているように、本質的には他者の重荷をこだわりなく、十分に、惜しみなく、必要であればその人の死の瞬間まで分かちあうような仕事であるならば、看護婦にそのようなことを可能にさせる忍耐力という才能も考慮に入れて、看護に優れるとはどういうことかを論じるべきです。

ヘンダーソンは、「看護は本質的に、他者の重荷を分かち合う仕事」であると、信じておられます。重荷を除去するのではなく、「分かち合う」。しかも、「こだわりなく」、先入観や偏見に左右されず、部分的ではなく、いい加減にするのでもなく、「十分に」、余すところなく、徹底的に。そして、一時的ではなく、「その人の死の瞬間まで」。一回限りの地上における生命を閉じる最も厳粛な、この上もなく尊い瞬間まで、一分一秒をも逃さず病む者に付き添い、見守りながら、その苦しみを分かち合う……。おそろしいまでに尊い仕事。これは、もはや職業ではなく、ナイチンゲールがいみじくも言ったように、「天職」以外の何ものでもないのではないでしょうか。

ヘンダーソンはまた、この信念を展開して、「他者の皮膚の内側に入っていく」看護について語られます。これは、「努力し続けることのできる能力を必要とする極度にむずかしい仕事」であり、さらに、「自分の仲間である人間を愛し、その人のために喜んで奉仕する能力を必要とする」仕事にほかならない、と。

病む人を自分の仲間である尊い人格として愛し、その人に仕える、献身する能力を必要とする、という洞察は、現代の看護の世界を照らす光のように思われます。

科学技術の発達に伴い、人間を一個の物体として取り扱う傾向はとどまるところを知らないまでになりました。絶望的な重症患者に、耐えがたい苦痛をもたらす検査を次から次へと命じられるとき、みなさまはおそらく、医師と患者の板ばさみとなって苦しまれることでしょう。病人の側に立って発言しても受け入れられない場合、せめてみなさまの感じるこころの痛みが病人に伝わるなら、その思いやりとやさしさが、苦しむかたがたの支え、力、また慰めともなると信じます。このような時代ですから、看護者と病人の素朴な人間関係、暖かいこころの交流も危機に面しているのかもしれません。こうした現状のなかで、人と人との出会いとはなんなのか、看護のなかの出会いとは何か、を再発見することは、「優れた看護」に一歩近づくよすがとなるでしょう。

ここで遠藤周作の『冬の優しさ』を引用することをおゆるしください。

病院というのは、病気を治療するだけの場所ではない。それは医学を通して、人間と人間が交流する場所だと私は思うようになった。

なぜなら、あなたが軽い病気ならとも角、重い病気にかかって、医者に診てもらうとする。その時、医者はあなたの病気しか関心がないかもしれないが、しかしあなたのほうは病気だけではなく、病気によって生じた生活の支障、家族の不安、あなた自身の将来への憂い、そういったすべてのものを背中に背負って診察室に入るのである。

（中略）その時、医者は一人の人間の病気と向き合っているのではなく、病気になった人間の人生と向き合っているのである。

つまりこの時、医者は自分の医学的知識と共に、彼の人間としてのやさしさ、あたたかさ、他人にたいする思いやり——そういった彼の人格によって患者に接せざるをえなくなってくる。

（中略）医者の、心こもった、思いやりに充ちた言葉が、いかなる薬よりも患者の自然治癒力をひき出すからである。

ここで言われている「医者」を、そのまま「看護者」に置き換えるのは当を得ていないかもしれません。患者に対する医師と看護師の役割と使命は異なっておりましょうから。けれども看護者もまた、病気にではなく、さまざまな生活の背景をもつ病人と向き合っていること、人間としてのやさしさ、暖かさ、思いやりといった人格によって接する必要があること、こころのこもる、思いやりに充ちたことばが、患者から治癒の力を引き出すことにおいては同じであるとお考えになりませんか。

　前置きがたいへん長くなりました。今から、看護というよりはむしろ、看護者自身に光をあてて、ごいっしょに考察を進めてまいりたいと思います。

第1章◈人と人との出会い
——受容すること

今あるがままの相手を肯定し、受容することによって、
その人を新しい人に変えていくことができるのです。

『伊豆の踊子』から

川端康成の作品のなかに、『伊豆の踊子』と題する小品があります。一高生（旧制第一高等学校の学生）であった若き康成が伊豆に旅して数年後、内面の世界を追憶してしるした大正末期の作品の一つです。

川端康成は一歳のとき父に死別し、その翌年、早くも母を失いました。姉は叔母の家にあずけられ、康成は祖父母の家に引き取られるのですが、小学校に入学した後、可愛がってくれた祖母を亡くします。その悲しみも癒えぬうち、叔母の家にいた姉も帰天しました。その後、祖父も見送ることになりました。

子ども心に深く印象づけられたものは「別離」、しかも、地上では再びあいまみえることのできぬ死別でした。こうして、幼いころから身についた自己防御の姿勢は、思春期に入るとますます強化され、一高の寮生活を送りながら、他人の親切な行為さえ疑いの目で見るような自分の性格のゆがみに苦しみます。

「孤児根性でゆがんでいる」性質を意識すればするほど、殻のなかに閉じこもって蓋を閉め、自分の欠点にばかり目を注いで、自己嫌悪のとりことなっていくのでした。「私の幼少年時代が残した精神の病患ばかりが気になって、自分を憐れむ念と、自分を厭う念とに堪えられなかった」（「少年」より）。

「息苦しい憂鬱に堪え切れないで」二十歳の私は伊豆の旅に出ます。青年の危機感を胸に、日常性と縁を切り、人々とめぐりあうことへの期待を抱いて伊豆を訪れた主人公の青年は、天城峠の茶屋で、早くも期待が的中したのにおどろきます。旅芸人と三たび、めぐりあうことができたおどろきでした。

湯ヶ野の木賃宿で、青年は旅芸人との暖かい素朴な人間関係を体験します。旅芸人といえば、当時、茶屋のばあさんからさえさげすまれ、ところどころ村の入口には、「物乞い旅芸人村に入るべからず」という立札すら掲げられていました。しかし、「好奇心もなく、軽蔑も含まない、彼らが旅芸人という種類の人間であることを忘れてしまったような」青年の尋常な好意は、彼らの胸にもしみとおっていきます。世間の常識の枠外で、職業や身分の差や、日常の思惑を越えた次元のかかわり、それが、青年にとって不可能と思われたことを可能にしたのでした。

　帰京の迫ったある日、青年は、自分が聞いていることを知らずに語り合う踊り子のことばを耳にはさみます。

「いい人ね」

「それはそう、いい人らしい」

「ほんとにいい人ね。いい人はいいね」

　単純で、明けっぱなしな響きをもつ声でした。青年は今、初めて、自分を責めさいなむことを忘れ、自分を「いい人」だと素直に感じることができます。主体性を確立した強烈なひとときでした。

　踊り子の愛情にふれて、青年のいじけたこころは春の氷のようにとけていきます。出立の朝、乗船場で土方ふうの男が青年に、せがれにも嫁にも死なれてしまった「可哀想な婆さん」の世話を頼みました。青年は、幼い三人の孫を同伴したこの婆さんの世話をこころよく引き受けます。

船に乗り込んだ青年のこころは、「どんなに親切にされても、それを大変自然に受け入れられるような美しい空虚な気持」で、「何もかもが一つに融け合って感じられた」のでした。「……私は涙を出まかせにしていた。頭が澄んだ水になってしまっていて、それがぽろぽろ零れ、その後には何も残らないような甘い快さだった」。康成はこのように作品を結んでおります。

他者による無条件の受容

『伊豆の踊子』の主人公を内面から解放して自由にし、人間性の開花へと向きを変えさせたのは、踊り子の一語でした。

「ほんとにいい人ね。いい人はいいね」

人と人との出会いは、他者による無条件の受容に始まるのではないでしょうか。

私は、初めて分娩に立ち会ったときのことを思い出します。若い初産の母親でした。激しい陣痛の後ようやく生まれ出た初子を、助産師さんが手早くガーゼで包み、「ぼっちゃんですよ。おめでとう」と言いながら、母親の前にかかげたそのとき、母親は涙をたたえた目で、わが子をじっとみつめました。あのまなざしを、私は生涯忘れることはできないでしょう。わが子の運命まで見通そうとするまなざし。かけがえのないわが子の苦しみをも喜びをも、ともにになおうとするまなざし。

「凝視の永遠性こそ愛である」と言った亀井勝一郎のことばが、私の脳裏に生き生きと蘇った一瞬でした。

生まれたばかりのわが子を、全く無条件に、あるがままに受容したはずの母親は、やがて次第に、さまざまの条件をつけ始めます。最も顕著なのは成績に対してでしょう。5点法の評価であれば、ほとんどが3のなかに、たった一つでいい、5があれば満足だと言って、わが子を励まします。やっとある日、成績表を片手に意気揚々と帰宅したわが子に、「まあ、5がたった一つだけ」と言ってしまう。子どもはせっかく努力して、母親の喜ぶ顔を期待していたのに、約束がちがうわけです。「たった一つでいいから」と繰り返し願っていたのに、

「たった一つしかない」と呟かれて、もう二度と努力なんかしない、子どもはそう決心してしまうかもしれません。

「あの子は体育しかできないのですよ」と言うかわりに、「あの子は体育が得意なのですよ」とほめるなら、子どもに意欲がわいてきます。「何をやらせてもダメな子」という親の一語が、子どもの生涯をとおし、消えない傷となってこころに刻まれてしまうでしょう。

世界一めんこい子

ある東北の田舎に生まれ育ったかたから、こんな話をうかがったことがあります。大勢の兄や姉に囲まれて成長し、小学一年生になったときのこと。隣家に美しい顔立ちの女の子が都会から引っ越してきて、だれもかれもが、その子を美しいとほめそやし始めました。この噂を耳にして初めて、一年生の子どもは、自分がだれからも美しいといわれないのに気づきます。そして、ある日、母親に向かって真剣に、「おれ、めんこいかい」（私、かわいいの）と尋ねました。すると、母親はその子を膝にのせて、頭をなでながらやさしく答えたのでした。「そうとも、そうとも。おまえはめんこいよ。どんなにめんこい子がいても、かあちゃんにはおまえが世界一めんこいんだよ」と。そのとき、子どもは心底から満足して、もう二度と同じ問いをくり返さなかったということです。

まず、親、そして兄弟姉妹、先生や友人から、あるがままに受容され、大切な、かけがえのない存在として愛された体験をもつ人は、どんなに幸せでしょう。

淋しげなかげのある子

五月、小学一年生が初めて迎える母の日が近づいたある日、先生は子どもたちに母親の恩を語って聞かせました。すると、休み時間に一人の男の子が先生に近づいて、こうささやいたのです。「先生、先生はさっき、おかあさんはぼくたちが生まれる前からずっとたのしみに待っていた、って言ったでしょう。でも、ぼくのおかあさんはちがう。ぼくが生まれてくるのを待っていなかったんだよ」。

先生がこのことばを伝えたとき、母親は涙を流しました。「たしかにそうでした。生まれてくるはずの子ではないと思っていました。……でも、生まれてみると可愛いくて、何不自由なく育ててきたつもりでしたが……」。

この子はあらゆる面ですぐれていたにもかかわらず、何か淋しげなかげをおもてにやどして成長していきました。六年生になって卒業の日も迫ってきたある日、校長先生と別れの面接をした子どもは、会話のなかで再び、かつてクラス担任に打ちあけたことばを繰り返したのです。「校長先生、母はぼくが生まれてくるのを待っていなかったのです」と。その尊い生命の初めに、存在を母親に否定された子どものこころに刻まれた傷跡。生後何年たっても、何十年の年月が流れても、この傷は癒されることはないでしょう。

受容のダイナミズム

ところで、受容する、とは、相手の欠点や短所に目を閉じて正しい評価を放棄することではありません。つまり、賛成することとはちがいます。賛成が静止的であるのに対して、受容はダイナミックな、創造する力にみなぎっています。今あるがままの相手を肯定し、受容することによって、その人を新しい人に変えていくことができるのです。理想像を押しつけて打ちのめすのではなく、世界中にたった一人しか存在しない相手が、いかにもその人らしく成長するのを助け、支え、励ます力、これこそ、受容のダイナミズムといえるでしょう。

たとえば、新卒の看護師が職場に入ってきたとします。新しい知識はもっているけれども、シーツ交換さえ満足にはできない。なすことすべてが危なっかしくて見ていられないのに、いかにも自分には知識があるという口ぶりで自己弁解につとめる。こういう人は師長さんにとって、我慢ならぬ存在になるでしょう。「若いくせに。もっと謙虚に頭を下げたらどうなの」と、口には出さないまでも、心中そう思い続ける結果になります。

こうした心情は、不思議なことに相手にそのまま通じてしまうもので、若い看護師もまた、上司に好感をもつことができません。「なんて頑固な、古い頭の人なのだろう。いかにも自分だけがすべてを知り尽くしているような顔をして」。こんな反感を招くことになってしまうでしょう。

こうした場合、上司がまず、暖かい開かれたこころで、若い人をあるがままに受け入れるように努めるならば、二人の関係はかならず変わってきます。先に申しましたように、真の受容には、相手を変え、新しくする創造力がひそんでおりますから。自分が受け入れられている事実を体験するとき、その人もまた、こころを開くようになるでしょう。たとえ長い時間がかかったとしても、きっと、上司のこころが相手に通じる日が来ることを信じて、受容し続けることが大切なのです。

第2章 ◈ 良き看護のために——6つの姿勢

仕える手に、喜んで愛しつづけるこころが伴ってこそ、
はじめて苦しむ人に慰めと支えをもたらすことができます。

ここで、良き看護のために、どのような姿勢が大切なのか、考えていきたいと思います。

①　名を呼ぶ

『看護への希い　63』と題する書のなかに、高度の教養を身につけた伯父が信念を貫いて生きてきた人生の最後に、若い看護師から、「おじいちゃん」と呼ばれるのを聞き、まるで聞き分けのない幼児に命じるような口調に、自分はいたく傷ついた、という内容の一文があります。

七十歳だからしかたないとはいえ、死にかけている病人だからといえ、彼らは死がすべてを消し去る時までは、人間としての尊厳とプライドを持ち続けており、また、それだからこそ、死に臨んでも、立派に苦痛と闘っていられるのではないだろうか。何事もなきかの如く瞑目する伯父の顔に、深い悲しみと屈辱を見たと思ったのは私の考え過ごしであろうか。

看護する者と病人との出会いは、病人の名を呼ぶことで始まる、といってよいかもしれません。自分が今、向き合う人の名前をこころをこめて呼ぶ。それによって、病人は身体が不自由であろうと、重い病気に冒されていようと、自分がかけがえのない一人として大切に受け入れられていると感じます。これはほんとうに大事なことで、病人が病んでいる現実をすなおに認め、受容できるか否かの別れ道であるともいえましょう。

あの患者はとてもそこに達することはできない、などと諦めてしまわずに、今日も、明日も、こころをこめて大切に名前を呼んであげる。こうした努力が重ねられるうちに、相手はいつか、病む自分を受け入れ、自分自身から解放されていくにちがいありません。それはたしかに、長く苦しい道程ですが、看護する者が全くの他人であるだけに、病人はいっそう、その真心をうれしく受け止めることができるように思われます。

病人が、自分にも美しい名前がある、というすばらしい事実に目覚めて、尊い生命を精いっぱい生き抜くことができれば、看護する者にとってこれほどうれしいことがあるでしょうか。

インドでのことですが、ある日、マザー・テレサの施設に、無神論者と自称する一紳士が現われました。質素な病室の一つひとつをていねいに視察した紳士は、帰りぎわにマザー・テレサの前に来ると、深々と頭を垂れて、こう感謝したということです。

「私はここに足を踏み入れるまで、神を信じることができませんでした。でも、今はちがいます。私はあなたのシスターがたに――明るくほほえみながら、見るに耐えないハンセン氏病患者の一人ひとりを、まるで、世界中で最も尊いかたであるかのように、やさしく、手厚くみとっているシスターがたに――神を見ました」と。

私はこの文章を読んだとき、かつて医学生であったころ、松沢病院を訪れた日の光景を思い出しました。精神病院といえば松沢病院と考えられていた時代ですけれど、病室は畳敷き、目に入るすべてがこころなしか淋しく、暗い印象を与えていたように記憶いたします。実際はそうではなかったかもしれません。

病室を見学しながら廊下を歩くうち、ふと、鉄格子のはまった一室を見やると、看護師さんがいるのに気づきました。男子の患者に向き合って、静かに正座しております。私は言い表せない感動におそわれました。目の前の患者を人間として敬い、そのかたに自分をさし出している姿。だれの目にも触れないところで、他の人に評価してほしいなどとは夢思わずに、淡々と二人きりで座っている白衣の姿。私はまさしくその姿に神さまを見たのでした。

看護のなかの出会い、それは、自分と患者とを同時に肯定すること。つまり、そのかたをかけがえない person として認め、受け入れることにほかなりません。それが、敬いをこめてその人の名を呼ぶ行為となって表われます。

② 身をかがめる

私が生を受けて初めて、看護師さんの姿を見たのは五歳のときでした。

鉄道病院（現在のＪＲ仙台病院）の小児科外来で、父から離された不安と、病院のおもおもしい雰囲気に圧倒されて、おそらく泣き出しそうになっていたのでしょう。つと、長い白衣と特別のキャップとを着けたかたが私の傍に来ると、身をかがめて、何やらやさしいことばをささやいてくださったのです。そのときから、幼い私のなかで看護師さんと母親のイメージが重なり合い、一つのものになりました。

看護師さんというのは、上から見おろして話すのではなく、小さい者と同じ高さに身をかがめて、やさしく、目をみつめながら話してくださるかた。このイメージは、私のなかで今も消えることがありません。ですから、ときおり、せっかくのイメージを打ちこわすような看護師さんに出会わすと、落胆して、なさけない思いにとらわれてしまいます。

以前、朝日新聞の『天声人語』に、こんな記事が出ておりました。世界的なバラの育種家・鈴木省三氏によれば、花を育てるコツは、つとめて花に話しかけること。しかも、見おろしてはまずい。バラの高さまでしゃがみ、声を出して、「おはよう」とか、「天気がいいね」とか、話しかけることなのだそうです。

子どもたちを相手にしているかたがたにとっては当たりまえのことですが、花のいのちにまで、このような敬いの態度が求められる事実にこころを打たれました。

日本赤十字社幹部看護婦研修所（現在の日本赤十字社幹部看護師研修センター）の元教務主任を務めておられたナイチンゲール記章受章者・小林清子先生のご講演のなかで、たいへん感動的なエピソードをうかがったことを思い出します。手術後の激痛におそわれている患者に、もうこれ以上鎮痛剤を打つことができないとわかったとき、一人の看護師が病室に入るや否や、ぱっとベッドの横にひざまずき、患者の手を取って、「痛むのですね」と叫んだということです。そのとき、痛みは消え去ったかに感じた、と。

これこそ、文字どおり身をかがめる姿勢の表われと、いえるでしょう。

③　共感する

かなり以前になりますが、ある年の六月のこと、私はひどい気管支炎を患って日本赤十字社医療センターに入院いたしました。激しい咳の発作がおそってくると気管痙れんがおこり、今にも窒息しそうな状態に陥ります。このようなとき、ベテランの看護師さんであれば、気管を拡張させる注射を打ち、しばらくそばで様子を眺めてから、「もう大丈夫ですよ」と言って立ち去られます。ところが、その春卒業したばかりの若い看護師さんが一人いて、注射を打ったあと、私の背なかを一心にさすりながら、「菊地さん、苦しいでしょう。苦しいでしょう。すぐ落ち着きますからね」と、自分のほうが泣きそうになって励ましてくださるのでした。

たしかに注射の効力はてきめんで、数分後に発作はおさまるのですが、この若い看護師さんの共感するやさしいこころがありがたくて、発作がおこると、ああ、あの看護師さんが来てくださるように、とこころのなかで願ったものでした。技術と経験の面から見れば、ベテランのかたには及ぶべくもないでしょう。それにもかかわらず、病人にとって、看護師の誠実さ、やさしさ、真剣さ、病む者の身になってくださるこころが何よりもうれしいのです。

ナイチンゲールは、病気の真の苦悩はほとんど知られていないし、理解されてもいない点を指摘し、「看護されている人のために看護するようになる」こと、そして、「苦しみを共にする」心構えの大切さを説きました。看護の知識や経験もさることながら、共感するこころが伝わってこない限り、患者は信頼感と安心感を抱くことができないのです。

④ じっと耳を傾ける

フランスの実存哲学者ガブリエル・マルセルは、特に女性が、苦しむ者の声なき声をも聴きとる心を失うとき、人類は滅亡に陥ると言いました。

こころをこめて相手の名を呼ぶ。相手の高さに身をかがめる。相手の苦しみに共感する。このような看護の姿勢を身につけているかたは、病人のことばにとどまらず、目の色、小指の先ほどの動き、髪の毛のそよぎにさえ、声にはならない訴えを聴きとる感受性を備えているでしょう。

みなさまは患者の傍にいる時間を、必要ならば三分でも五分でも延長してあげたい、と思っていらっしゃることでしょう。でも、現実にはそれさえできない。激務に追われる身なので、どうすれば短時間で仕事を手ぬかりなく終わらせるかと考えながら、ベッドの横をすり抜けるように入口へ急ぐのが、現状かもしれません。患者はこうした事情をわきまえて、長い時間とはいわない、ほんのひとときであっても、真剣に自分に向き合ってほしい、「脈をとる一分一秒だけでもいい。その間だけは『私の看護師さん』であってほしい」と、切に願っております。この望みに応えうるか否かは、仕事の量の問題ではなく、こころの問題なのではないでしょうか。たとえ短い時間にすぎなくとも、その間中、世界に相手と自分しか存在しないかのようにかかわること、これこそ真実のやさしさのあかしなのですから。

マザー・テレサに会った人はだれもが、「世界中で私はいちばんマザーに愛されている」と思わずにはいられなくなります。あの深い、慈しみにあふれるまなざしを注がれて、真剣に話を聴いていただけるのですから。朝から夜まで人々にとりかこまれ、訴えや嘆きや悲しみにじっと耳を傾けるマザー・テレサは、いつもこう言っておられます。「どなたかに会っている時間は私のものではなく、そのかたのものです。たとえ数分であっても、世界中にそのかたと私しか存在しないかのように、自分をさし出さなければなりません」と。

東京で講演されたマザー・テレサのことばはこころある日本人の胸を打ちました。

「後進国で多くの子どもは飢え、栄養失調で死んでいきます。日本で、もし、多くの胎児が死ななければならないとしたら、日本はけっして富んだ国とはいえません。……夫に、妻に、子どもに、ほほえみかける時間すらないとしたら、これ以上貧しい家庭があるでしょうか」

出会いの「とき」は、過去でも未来でもなく、今のこの時間、こころに一つの美しい花が咲き匂っている一瞬しかありません。この瞬間を失うなら、出会いの好機はけっしてめぐっては来ないかもしれないのですから。

病人の顔を見に行っても、思いは次の仕事に向けられているなら、病人は痛いほど、その人のこころの動きを感じとってしまいます。看護師のこころが全面的に自分に向けられてはいないと知ったとき、病人は進んでこころを開こうとはしないでしょう。このようにして、毎日病室に足を運んでいながら、患者との出会いをもたずに終わってしまうのなら、それはほんとうに残念なことと思います。お互いにとって。昨日よりも今日、今日よりも明日と、日々、新たないっそう深い出会いに向かって進みたいと望むこと、それがとても大切なのです。

ほんのわずかな不親切に見える仕草、ふと洩らした軽率な一語、ちょっとした不愉快な表情や忍耐を欠いた語調など、健康な者どうしのかかわりでは互いに耐えうることなどが、病む人に対してなされるとき、消し去ることのできない刻印をその心に押していくと、ナイチンゲールは言いました。看護するかたがたには、なんという重い責任がゆだねられていることでしょう。また、そうであるからこそ、病人との幸いな出会いは、相手に生涯忘れえぬよろこび、生きる力をもたらすのではないかと思います。

⑤ 仕える手をもつ

以前、ある病人に付き添っていて、湿布を交換してくださる看護師さんの手を見ているうち、思わず、「なんて美しい手でしょう。看護師さんの手は」と言ってしまいました。

湿布をする、ほうたいを巻く、検温器をわたす、洗髪する等々、さりげない仕草に表われる手のやさしさ。マザー・テレサは、「喜んで仕える手と、愛しつづける心」の美しさを説いておられますが、たしかに、愛するこころ、一時的ではなくいつまでも、どんなときにも愛しつづけるこころが欠けているなら、たとえその人の技術が優れていても、仕える手とはならず、人を感動させることはできないでしょう。

かつて私がカナダで入院しておりましたあいだ、何回か車椅子で治療室に連れていかれたことがあります。二日三日たつうち、車椅子を押すかたの顔を見ないで、今日はどの看護師さんなのかを当てることができるようになりました。いつも患者の身になって思う誠実なやさしいかた、自分の義務を果たす以外の意図をもたないようなかた、どうでもいい、一秒でも早く仕事を終わらせることしか考えないかた……。ナイチンゲールのことばはまさに至言なのですね。「患者がどんなにあなた方をよく知っているか、また患者がどんなに正確にあなた方を判断しているか、あなた方は知らないのです」（『新訳・ナイチンゲール書簡集』〔以下、『書簡集』と略〕、一二二頁）

ナイチンゲールはまた、「医師と同じくらい多くの専門用語を知っている」けれども、「どうすれば患者を安楽にできるかについては、まるで知らない」看護師について語っております。これは、仕える手をもたない人を指しているのかもしれません。

あるときこんなことがありました。一人の看護学生が夕方、重症の患者を訪れるなり、「歯を磨きましたか」と尋ねました。私はこのときちょうど見舞いに行っていたのですが、この患者は一人で起き上がれない状態にあったのです。「いいえ」と答えると、実習生は、たとえ流動食だけであっても、あるいは絶食のときでさえ、眠る前に歯を磨くことがいかに大事であるかを、とうとうと論じ立て、「では、かならず磨いてから休んでください。今日だけではなく、いつもそうしてください」と、念をおして病室を出て行きました。

私ども二人はそのうしろ姿を見送ると、思わず顔を見合わせたことでした。そして、もと看護師であった患者が苦笑しながら言ったことを、今でも覚えております。「まあ、お説教が上手なこと。両手をうしろにしてあんな説明を聞かせるよりは、歯ブラシとコップを取ってくださるほうが、よっぽどありがたいのに。若いっていうのは、ああいうことなのね」。

この若い学生も苦労しながら、おいおいに理論と実践の結びつきを学んでいくのでしょう。そうした過程のなかで、人の目に立つ仕事や、見栄えのする仕事だけを喜ぶようであれば、優れた看護師になることはできないのではないかと思います。

仕える手をもつようになるには、ナイチンゲールが指摘している次の二つの点を、若いときから訓練する必要があるのではないでしょうか。

一つは、自分のきらいな仕事も含めて、小さなこまごましたことを完全にこなせるようになること。看護が、「〈小さなこまごまとしたこと〉の中での高度の優秀性が要求される職」（『書簡集』、一〇九頁）であるからには、この点をおざなりにしたために重大な結果を招く、という可能性を見逃すことはできません。

もう一つは、何事も徹底的に行なうこと。「徹底性に欠ける者は、特に《目に見えないこと》において徹底性に欠ける者は、もはや看護婦ではありません。（中略）使い終わったパップの容器を洗うようなときでさえも、消毒ずみの器材を扱うときと同じように注意を払いなさい」（『書簡集』、一三三頁）。

ほぼ一世紀前に語られたこのようなことばが、科学技術の発達した現代の看護教育にも、消えない光を投げかけていると思われます。名門校の一つに数えられるカトリック系のある男子中学・高校では、教師が率先して徹底的に手洗所の清掃を生徒とともにしております。

私はこの記事を読みましたとき、すぐにナイチンゲールのことばを想起しました。「いわゆる『女中仕事』とよばれる種類の仕事を軽蔑してはなりません。

何にもましてその種の仕事の大切なことを思えば、それを厭うこともなくなるでしょう」(『書簡集』、一四〇頁)。女中仕事という表現は現代の人のひんしゅくを買うかもしれません。しかし、たとえ理論にたけていても、あるいは複雑な器械をたくみに扱うことができたとしても、人目につかないこまごまとした仕事をいとい、目に見えない部分をいい加減にするなら、つまり、真に仕える手をもたないなら、その人はおそらく、人間としても中途半端な人生を送ることでしょう。「一事が万事」という諺のように。

仕える手に、喜んで愛しつづけるこころが伴ってこそ、はじめて苦しむ人に慰めと支えをもたらすことができます。

⑥ まなざしを注ぐ

私は先に、誕生したわが子をみつめる母親のまなざしについて申しあげました。看護のなかでは病人の観察が重視されますが、それとはやや視角を異にした観点から、ひとことつけ加えておきたいと思います。

「親」という漢字がどんな意味を含むのか知りたくて、漢和辞典を調べてみますと、「みつめて目を離さないこと」と書いてありました。これは観察とは違うのですね。やはり、「まなざしを注ぐ」といったほうが、親の思いを表わすのにふさわしいでしょう。

では、親のまなざしは何を映しているのか。あれこれ思いめぐらすうち、私は聖書のなかにひじょうに意味深いことばを見いだしました。神の恵みという語が、ヘブライ語では、神さまが、何かを人間に分け与えることではなく、一人ひとりにまなざしを注ぐことを意味していたのでした。つまり、私がこの世に存在するようになったのは、先に神さまのまなざしが注がれたからであり、しかも、私の生涯中、そして永遠に、神さまは私をみこころに抱き、みつめつづけ、限りない慈愛で包んでくださいます。このまなざしなしに、私の生は在りえなかったということになります。

そうであれば、わが子をみつめて目を離さない親のまなざしは、もともと、神さまの慈しみの反映であるといえましょう。このことはまた、看護する者が病人に注ぐまなざしにもいえるのではないかと思います。病人を見る目がするどい洞察力を備えているだけではなく、ナイチンゲールのいう「暖かい目」となるのは、神さまのまなざしを映し出すとき、そういってよいでしょうか。

まなざしがこころの表われであることはいうまでもありません。

第3章 ◈ こころが開かれるとき

生きることは、他者との交わりなしにはありえず、
どんな人をも大切に思う主体的な交わりには、
感謝と和解が伴います。

郵便はがき

料金受取人払郵便

小石川局承認

8320

差出有効期間
2020年5月31日
まで(切手不要)

112-8790

105

東京都文京区関口
二ノ三ノ一

(受取人)

株式会社
日本看護協会出版会
編集部　行

ご住所□□□-□□□□　　(自宅・勤務先) Tel　-　-		
フリガナ お名前	男性・女性	年齢　歳
ご職業　看護師・保健師・助産師・教員・学生・その他(　)		
ご勤務先・学校名 ご所属部署・病床数　(　)床		

□学生　(　)年生 (1.大学院　2.大学　3.短大　4.専門学校　5.高等学校　6.その他)
□教員　職歴(　)年 (1.大学　2.短大　3.専門学校　4.高等学校　5.その他)
担当科目(　)
□臨床　職歴(　)年 (1.部長　2.師長　3.主任／副師長　4.スタッフ)
□訪問看護師　職歴(　)年 (1.管理職　2.所長　3.スタッフ)
□資格　専門分野(　)　認定分野(　)　その他(　)

☆今後の出版企画の参考にいたしますので下欄にご記入のうえご投函をお願い申し上げます.（抽選で粗品を進呈いたします.）

■今回お買い上げいただきました書籍のタイトルは？

（　　巻・号）

■本書を何でお知りになりましたか？

1.書店店頭　2.病院の紹介　3.学校の紹介　4.知人の紹介
5.雑誌等広告：「看護」・「コミュニティケア」・「協会ニュース」
6.書評・紹介記事：媒体名（　　　　　　　　　　　　　）
7.ホームページ：弊社・他社（　　　　　　　　　　　　）
8.学会展示　9.その他（　　　　　　　　　　　　　　）

■本書についておたずねします.

①本書の内容はあなたのご期待に応えられるものでしたか？
1.期待以上　2.期待どおり　3.まあまあ　4.期待はずれ
※理由を教えてください.

②本書の内容全般についてのご意見・ご感想をお聞かせください.

■本書以外に最近購入された看護関係の書籍タイトルは？

■今後，出版を希望される書籍のテーマ・内容は?

■弊社からの新刊案内等を希望されますか？

□メールによる新刊案内(月1回のメルマガ形式・プレゼント情報あり)等を希望する(E-mail:　　　　　　　　　　　　　)
□希望しない

★ご愛読およびアンケートへのご協力ありがとうございました.
弊社ホームページ(http://www.jnapc.co.jp)や広告などで，匿名にてご紹介させていただくことがございます.
★個人情報は厳重に管理いたします.

「死にいたるプロセス」とは

私の手もとに、「死にいたるプロセス」と題した二枚にわたるメモがあります。最後の化学療法期間中、病院と修道院の生活を交互に繰り返していた亡きシスターAが、こんなことを言って私に手渡してくれた、なつかしい直筆の記録です。

「これについては、最近たくさんの本が出版されているので、もうシスターも知っていらっしゃると思うけれど、一般論とは少し違うの。私が体験してわかったことと、最期になったら、もっとはっきりわかるかもしれないことを書いたから。それに、これは私の信仰に基づく体験でもあるので、シスターにはきっとわかってもらえると思って、わざわざ書いたのよ。ほかの病人に接するとき、役に立つかもしれないでしょう？」

私が、手渡されたメモの全文をあえて公開するのは、これが、「生涯の高みに達して」、つまり、消えることのないほんものの愛の輝きを周囲に残して、世を去ったシスターA自身の記録だからです。

帰天後、病院に挨拶にうかがったとき、掃除婦の一人が涙ぐみながら私に語ってくださった最後の一言が、いまも私のこころに響いて忘れることができません。

「Aさんの臨在は、病院のなかで輝いていました」

死にいたるプロセス

A　安定、コントロールがくつがえされ、私のなかの支えがくずれる。

1　深い孤独感

(a) 従前にない孤独感

(b) 疎外感……所属感を失う

(c) 断絶感……新しい道を辿る旅人

(d) 無味乾燥……すべてが灰燼に帰した感じ

(e) ひきぬかれた感じ……生が無意味になる

2　この断絶、疎外が与える問いかけ……根本的問いかけ
生の意味／私はどこへ行くのか／私は誰か／愛とは／真理とは……
私のなかの知らない自分が、こういうことを問いかけてくる。
これは、私の腹の底から来る根本的な問いかけ。
そして、砂漠のまっただ中につき放される体験。

B　上記の問いかけが全身にひろがり、無力感を味わう。
起こっている事柄に対する無力感。応答不可能。
～をしなければならない、すべきだった……できない。
ここで、自責感が生じてくる。（これは、浄化されるために必要。）

C　生の無意味性の体験
いままで大切にしてきた価値は、もはやなんの意味もない、という失望感。

D　無力感
真の精神的貧しさ／生きることすら困難／無の実感／棄てられた感じ

／麻痺した感じ／暗黒／空（から）／失望の深い淵。

最後に「回心」が起きる。そのしるしとして、コントロールのきかない涙が流れる。このとき、全身で泣くことが必要。「さようなら」と言うことの必要性。死のカイロス「時」を待つ。〔ここでは第三者のことばは不要。ただ、ともにいることが必要〕ついで、死に使命感を抱く。死はwholenessにいたる、という希望。こうして、現状からの解放のあけぼのが見えはじめてくる。

つまり、この死は生物学的であり、霊的回心のプロセスでもあるのです。死と復活は生涯つづくのですが、霊的死と霊的復活を意識的に体験していない場合、すべてが一回限りの勝負となり、たいへんなことになります。〔そばで、この経過を共感できる人に支えられることが、病人にとっていちばん力になるのだと思います〕苦しみは、浄化のため、神にまみえるため、

wholeness にいたる使命を果たすために、どうしても必要。

死ぬことは、たいへんなことですね。聖母マリア様に、特に「いまも臨終の時も祈りたまえ」と祈りましょう。

メモはここで終わっています。些かの乱れもない端正な筆跡を眺めていると、最期まで自分を忘れて周囲の人を思いやっていたシスターAの、えも言われないまなざしの輝きとやさしい笑顔が生き生きと脳裏に蘇ってきます。患者に愛され、看護師に慕われ、面会謝絶と知りつつ悩みを打ち明けるために、こっそり病室にしのびこんでくる人たちをけっして断わらず、渾身の力をしぼって話に耳を傾けていたシスター。病床にあっても、お得意のものまねとユーモアで見舞う人たちを笑わせていたあのシスターAが、メモに残したすべての苦悩を体験し、しかも、だれにもそれを感じさせずに、神へのゆだねの澄みきった心境に達したことを思うと、胸が熱くなるのを覚えます。

死期が迫っていたある日、私はシスターAに、「生涯中、いちばん大切にしてきたこと、そして、いま自分にとって慰めとなること」を尋ねました。すると、シスターは些かのためらいもなく、言下にこう答えたのです。

「それはね、兄弟愛。どんな人をも真心から愛すること。だって、聖書にあるでしょう? 『目に見える兄弟を愛さない者は、目に見えない神を愛することができません』(『ヨハネ第一の手紙』四・二〇)って。そのために、毎日、毎日、自己中心の自我に死ななければならない。こうして、周囲の人に自分を開いて行くの。神様に支えられて」

このことばは、メモの次の文章を解く鍵になっています。

「死と復活は生涯つづくのですが、霊的死と復活を意識的に体験していない場合、すべてが一回限りの勝負になり、たいへんなことになります」

あらゆる対人関係は、たとえ親子・夫婦の間柄であっても、お互いが自分のわがままに死んで相手を生かす努力なしには和を保つことはできません。他者を生かすための自己否定が、実はほんものの自己肯定・自己実現につながっていくことは、ほとんどの人が体験によって知っています。これを、シスターAは「霊的死と復活」と表現しました。

日常生活のなかで、意識して自分よりも他者を大切にすることを怠ってきた人は、死のときにたった一回限りの重大な選択をしなければならず、これが「たいへんなこと」だと言っているのです。

シスターAとNさんのかかわり

「人生は一つの文章である。死という最後のことばで完結を見るとき、初めて全体が意味を帯びてくる文章である」というスーネンス枢機卿のことばを聞きながら、私はNさんとの短いお付き合いを思い出しておりました。

シスターAの病室で初めてお目にかかったとき、Nさんは四度目の入院でしたが、いかにも元気そうで、「病気になんか負けていられませんものね」と言うのでした。癌はすでに内臓から腰椎にまで及んで、激痛に襲われることもたびたびだったようです。

その頃、シスターAのほうは手術も成功し、通院でよいことになったので、私はほとんどNさんとお会いすることもなく月日が流れて行きました。この間、シスターAはずっと交わりを絶やさず、Nさんの幸せのために、ありとあらゆるやさしさを示しつづけておりました。電話が入ると、きまってNさんからで、一〇分や二〇分では終わらないことを知りつつ、病床から起き出し、じっと聴き、親身になって答え、励まし、ときには涙を流していたシスターAの姿が目に浮かびます。

そうこうするうち、シスターAは別の病院に入退院を繰り返すことになり、体力も衰えてNさんの見舞いも思うようにいかなくなりました。思えば死の四カ月前、好きなだけ話をしたいので、小田原に休養がてら二、三泊したいとNさんから誘いがかかり、シスターAはそれに応じたのです。二人とも重症でした。シスターが主治医の許可をもらって（あとで知ったのですが、最後の保養でもしたいのだろうと、深く考えずに許可したとのことです）、この冒険に踏み切ったのは、ひとえにNさんのためであったことは私たちの目に明らかでした。

疲労しきって、蒼白な顔で帰ってきたシスターAは、ただひとこと私に洩らしました。

「やっぱり、だめ。自分の不幸をかこつだけで、私のほうから話すゆとりもなかったの。私は別に信仰に導く意図もなかったし、どこまでも聴いてあげて、最後に、せめて感謝のこころをもつようにお手伝いしたかったのだけれど。相変わらず、親兄弟、親戚、その上、医者や看護師にまで恨みをもっていて、私はどうしてあげることもできない。あとは、神様の慈悲におゆだねするだけ。もう、お互いに会って話し合う機会もないから」

この冒険の結果、シスターAの容態は急激に悪化し、ついに最後の入院を余儀なくされました。もはや電話に出ることも、手紙を書くこともかないません。その日から一カ月ほどたったある日、シスターAは私に「Nさんのことが、心配だから、見舞いに行ってほしい」と頼みました。なんとか、こころがやすらいでほしいと願っていたのでしょう。

ところが、せっかく見舞った私に、Nさんはさして感謝の意も表さず、しきりとシスターAの容態を尋ねるだけで、自分はどうしても治ってみせると強気でした。

二度目も同じです。病苦を訴えるにとどまり、内心の思いは語らず、医者と看護師をきびしく批判することで終わりました。次の見舞いをためらっているうち、突然、Nさんのほうから電話があって、ぜひ会いたいとのことです。

急いで行ってみると、明らかに病状は進行し、余命幾ばくもないことは容易に推察できました。「この病院に、もうこれ以上留まることはできない。医者も看護師も私が死ぬのを待ちながら点滴をつづけているだけだから、自宅に近い浜松のホスピスに入りたいと思う。なんとか手づるを探してほしい」と言います。以前、シスターAがホスピスを勧めたとき、激しく拒否したことを、私は知っていました。

とにかく、主治医の意見はどうなのかを尋ねると、「『転院はひじょうに危険で、生命は保証しない』と言われた。私としては途中で死んでもかまわないから、この病院から出て行きたい。私といっしょに浜松まで行ってほしい」と頼むのです。

病院にたいする不満を残らず吐き出し、落ち着くのを待って、二つのうちの一つを選択するため、いっしょに識別をしてみました。その結果、この期におよんで、四年間も診療にあたった主治医の意見にあえて逆らうのは賢明ではない、との結論に達しました。

次に見舞ったとき、Nさんは高熱と激痛にあえぎながら、身の上話を始めたのです。幼い頃、父親が逝き、母親はNさんを連れて、三人の子どもをもつ人と再婚しました。やがて、弟も生まれたのですが、日がたつにつれて義父は母を冷淡にあしらうようになり、三人の子どもたちも事あるごとにNさんをいじめ、幼いながら母をかばおうとすると、義父の手が飛ぶのもたびたびでした。

戦争中、母親は義理の子どもたちの命を救うために文字どおり死ぬほどの苦労をします。しかし、子どもたちはその恩を感じないばかりか、相変わらず嘲り蔑むのでした。Nさんが高校生になってから、唯一の支えであった母親が亡くなり、Nさんは全くの孤独に陥りました。しかし、持ち前の勝ち気と、なんとかして義姉たちを見返してやりたいとの一念から、優秀な成績で高校を卒業し、官庁に勤めるようになりました。同時に家を出て懸命に働きつづけ、勤務先では親切な上司や友人にも恵まれて、四〇代半ばですでに自分の家を新築することができました。

ところが、ようやく引っ越したその週に、癌と診断されたのです。新築したわが家に住んだのは、わずか一カ月。

入院、手術、退院、静養、再入院という闘病生活が始まりました。これを知った義姉たちは親しげにNさんを見舞うようになり、回復の見込みがないとわかると、遺産の分配を要求し、枕元で義姉同士が口論するのもまれではありません。最近は病院に来るたびに、「もっと早いって聞いていたけど、まだ死なないのね。今日の交通費と見舞品の支払いはあなたの通帳からもらうから」と言って帰ります。同室の患者は、この人たちが現れると姿を消してしまうということでした。

「あの人たちを、けっしてゆるすことはできない。そのためにも、私は死ねないのです。遺産をねらってあらゆる策をめぐらしているので、私は弁護士をつけて闘っています」

この長い打ち明け話を聞きながら、私は共感するほか、慰めのひとことも口にすることができませんでした。心身の苦悩に耐えながら、こころを開いてくださったNさん。高熱にふるえる熱い手をとって、いっしょに涙を流しながら祈るだけの私に、Nさんは「ありがとう」と言ってくださったのです。

十字架の上で、神に向かい、「父よ、彼らをおゆるしください。自分が何をしているのか知らないのです」（『ルカによる福音書』二三・三四）と祈られたイエスのゆるしを、Nさんの祈りとして捧げながら、私は病室を後にしました。

シスターAは、この報告を受けて、いかにもうれしそうに、「私にはできなかったことを、あなただからしてあげられたのよ。よかった！　やっぱり、あなたにお願いしてよかった」と言いました。シスターAの四年にわたる忍耐深い真実の愛と祈りが、ついに、固くこころを閉ざしていたNさんを自分自身から解放し、自由にする恵みをもたらしたに違いありません。

この日から二週間近くたってNさんを見舞ったときは、もう個室に移されていて、最期が近いことを思わせる容態でした。私の顔を見るなりだしぬけに、せき込んで、「洗礼を授けてください」と真剣に願うのです。

「シスターAが信じている神様のいのちをいただきたいのです。神様に罪をゆるしていただきたいのです。私はいま、私を苦しめたすべての人をこころからゆるします。そして、私が原因で苦しんだ人たちに、ゆるしを願います。父である神様と、救い主であるみ子イエス様と、聖霊を信じ、こころから洗礼を望みます。どうか、すぐに授けてください」

熱意にあふれる顔は清らかで明るく、まるで別人のように見えました。私は生涯中、これほど熱心に、これほど深い信仰と希望を表して洗礼に臨んだ人を多く知りません。

シスターAと同じ洗礼名「マルガリタ」を選んで、緊急の洗礼を授けました。灯した洗礼のろうそくを枕元に置くと、ほんとうにうれしそうに顔を輝かせて、とぎれとぎれに、はっきりと言いました。

「私を苦しめたみんなを、こころからゆるす恵みを神様からいただきました。それに、私も恨みをもちつづけてきたのですから、みんなにゆるしを願っています。いつかきっと、いまの私の思いをあの人たちもわかってくれるでしょう。もう、思い残すことはありません。体の苦痛も消えてしまったみたいです。私が死んだら、故郷では仏式で葬儀をするでしょうが、それはどうでもいいんです。シスターがたはどうか、あの静かな修道院の聖堂で、私のためにミサを捧げてください。美しい賛美歌をたくさん歌って」

この日から数日後、初秋の朝早く、やすらかに苦難の生涯を閉じたNさんの死に顔は、えも言われぬ穏やかさと清澄さをたたえていました。

修道院でNさんの追悼ミサが捧げられたとき、黙示録とヨハネ福音書から次の箇所を選んで朗読しました。

　更にわたしは、聖なる都、新しいエルサレムが、夫のために着飾った花嫁のように用意を整えて、神のもとを離れ、天から下って来るのを見た。そのとき、私は玉座から語りかける大きな声を聞いた。「見よ、神の幕屋が人の間にあって、神が人と共に住み、人は神の民となる。神は自ら人と共にいて、その神となり、彼らの目の涙をことごとくぬぐい取ってくださる。もはや死はなく、もはや悲しみも嘆きも労苦もない。最初のものは過ぎ去ったからである」

（『ヨハネの黙示録』二一・二―四）

ヨハネの記した福音書には、イエス・キリストが愛する友ラザロの死を悲しみ、涙を流された場面が描かれています。そのときのイエスとラザロの姉妹マルタの会話が、私たちにNさんの信仰を彷彿とさせました。

「わたしは復活であり、命である。わたしを信じる者は、死んでも生きる。生きていてわたしを信じる者はだれも、決して死ぬことはない。このことを信じるか」

「はい、主よ、あなたが世に来られるはずの神の子、メシアであるとわたしは信じております」

（『ヨハネによる福音書』一一・二五―二七）

Nさんは臨終に際して信仰を告白し、洗礼の恵みに浴しましたが、生前のすべてがこの項点に向かっていたのだと思います。「人生は一つの文章である。死という最後のことばで完結を見るとき、初めて全体が意味を帯びてくる文章である」とは、なんと真実なのでしょうか。

生きることとは、他者との交わりなしにはありえず、したがって、真に生きることは真の愛と深いかかわりがあることを、あらためて考えずにはいられません。どんな人をも大切に思う主体的な交わりには、感謝と和解が伴います。死のとき、「ありがとう。ゆるします。ゆるしてください」と、こころから公言できたNさんの人生は、シスターAとのめぐりあいのおかげで、慈しみ深い神様のふところに迎えられる希望のよろこびで閉じられました。

いまや、その希望はあふれるばかりに満たされ、Nさんは亡き母上と愛するすべての人々との再会をよろこびながら、永遠の神のいのちを生き始めた、と私は信じています。

「いままでに信頼できたのはシスターAだけでした。あのかただけが真実に私を愛してくださったからです」

Nさんがあれほど慕い信頼したシスターAが、Nさんとの終わりない再会をたのしみに、天のふるさとへと帰って行ったのは、それから一カ月半後、晩秋の空が澄みきって雲ひとつない、静寂な昼過ぎでした。

第4章 ◈ 病む人への真の思いやり

あらゆる先入観と偏見から自由になって、
まだ知らない相手を知ること、
やさしく包もうと努めることから始めるのです。

ある医師が試みたこと

朝日新聞の夕刊「しごとの周辺」欄（一九八九年七月一九日）に、「イメージ」と題する興味深い一文がありました。

医学生や看護学生に「がんとの闘い」というテーマで絵をかいてもらった。

当然のことながら、多くの絵は、圧倒的にがんを強大に描き、それに対抗する方はいかにもみじめである。ある絵は人間が大きな岩（がん？）の下敷きになっている。そのそばから、この人より小さなひとが大砲を撃っているが、弾も小さい。岩はびくともしていない。ある絵は真っ黒な悪魔が大きく手をひろげている。それにむかって矢がいくつも飛んでいるのだが、ほとんどが折れたり曲がったりしている。

画面を黒く塗りつぶし、一個所だけ白くのこしている。意味を聞いたら孤独をあらわしたつもりだという。闇（やみ）のなかをうねりながら遠ざかる道を描いたのもある。小さい灯のついたろうそくと、ポツンと座った人間の間に大きく厚い壁を描いた絵もある。

（滋賀医科大学教授　中川米造）

中川教授によれば、これはアメリカで用いられている癌患者へのイメージ療法で、自分の癌にたいするイメージを自覚させ、それを指標にして症状や副作用を軽減させる手法とのことです。

（中略）医療者ががんにもつイメージは重大な影響がある。自分が敗北とか孤独とかのイメージをいだいていては、かえって悪い。それを自覚させようというのがねらいである。

この記事に関連して、『死の看護事例集』という本に掲載されていた率直なことばが脳裏に浮かびました。

A「私には死を考えることができない。宗教ももっていない。そのような者に、死と対面している患者の看護ができるのだろうか。そして、死を目前にしている患者に対して、医療は必要なのだろうか。……病名を告げればその後の患者へのかかわりが問題となる。看護婦に患者は何を要求しているのだろうか」

B「死んでゆく患者さんを思うとき、本当に私たちがしていることはこれでいいのか、もっとできることがあったのではないかと感じる。そして、患者さんと看護婦との間にある、どうしようもない溝を感じる」

真剣に苦しみながら最良の道を探求するかたがたに、ナイチンゲールの勧めは、私にとって一見、追い討ちをかけるようなきびしさを感じさせます。

看護婦でありつづけるかぎり、私たちは常に患者と共にいるのです。そして、生きつづけようとしている人々や、死にゆこうとしている人々、あるいは、私たちのほかには彼らのために永遠の神と救世主への祈りを捧げる人もいない臨終の患者や、「看護婦さん、どうしてこんなに暗いの？」と叫びながら死んでいくいたいけな子供たち、これらの人々を前にして私たちが、自分には宗教からくる慰めや贈りものはおろか、時にかなった一言のことばも持ち合わせがないことに気がついたとしたらどうでしょう。そのとき私たちは、いま自分でも感じていない自分の足りなさを、患者にたいして申し訳なく思うでしょう。

（『書簡集』、三六頁）

だからこそ、どうすればよいのかを知りたい。臨床実習をしている一看護学生から送られた次の手紙もまた、この願望を強く訴えるものでした。

病気がなおったら、あれもしよう、これもしようと、たのしみにしている末期癌の患者さんと会話をするほど苦しいことはありません。逃げるように病室を出るか、うわのそらで、なんとかつじつまを合わせる以外にはないのです。本人は単純に、自分は胃潰瘍で治ると信じきっているようです。

最近は患者への正しい告知が必要だと言われておりますが、告知された場合、私たちはどのようにアフターケアをしていけばよいのでしょう。

死期が迫っている患者に、ほんとうの希望の光を灯す者となるにはどうすればよいのでしょうか。

癌の暗い闇、そして人間の能力の限界を感じさせる強大な力、孤独と無力感、越えるのを阻む厚い壁のイメージ……。もし、患者も医療者も家族もこのイメージに左右されているとすれば、たしかに、惨めな敗北感を味わうほかはありません。

私は真剣に、看とる者の道を探求し始めました。

「ともに在るこころ」と「知らない人生を知ること」

いつか、「ともに在るこころ」と題して、看護学生に講演を依頼されたことがあります。この後で送られてきた感想文に、次の一文がありました。

癌末期の患者さんで、鎮痛剤のため、昼夜をとおして眠っている状態の方がいました。私には苦手な患者さんでしたが、たまたま、私の家の隣町から来られた方であると知り、病室に入るなり、「○○さん、○○町はもう雪が降るかもしれませんよ」と話しかけてみました。すると、目を閉じていたその人が、ぱっちりと目を開け、にこっと笑みを浮かべたのです。それからは、自分のほうから病気の不安や、現在のこころの動きなどを話し始めるようになりました。

たまたま、この人の故郷が私の故郷と同じであったことがきっかけとなって私の話に共感し、信頼を抱いてくださるようになったのだと思います。

患者、看護婦の枠を越えて、人間と人間のつながりを持つこと、その人の疾患だけに注意を向けるのではなく、その人全体と付き合って行くこと、その上、その人をこころから「好きになる」ことから始めなければならない、と痛感しました。これが、「ともに在るこころ」ではないかと思います。

もし、この看護学生がナイチンゲールのことばを思い出したら、よろこばれることでしょう。

最もよく治める者は、最もよく愛する者なのです。そして自分が預かっている人々への愛情を、（中略）彼らの身になって彼らに心からの関心を抱き、また彼らが強い関心をよせているものに自らも関心を示すことによって表す人なのです。

（『書簡集』、九二頁）

人間が自己の存在を発見できるのは、他者を体験することによってではないでしょうか。人は母胎から出ると、最初に母親のまなざしにふれ、母親が名前を呼ぶ声を聴き、その胸に抱かれ、養育されて、心身ともに成長していきます。特に生後三年間に、他者（親）に深く愛された原体験がその人の生涯を左右すると言っても、けっして過言ではありません。

もし、自分の存在そのものを、長所も短所も性格もすべてを含めて、ありのままに受容し、こころの底から理解し、可能性を伸ばすように、ともにいてくださるかたがいるなら、私たちはどんなに幸せであろうかと思います。人の幸せは利用価値や有用性にではなく、利害関係を越えた他者とのかかわりのなかで、互いに愛し愛されながら成長することにあるのですから。

そこで、初めに、重症の患者や気難しい患者を受けもったとき、自分が抱いた最初の印象をよく吟味してみましょう。

厄介なことになった、できれば他の病室にかかわりたい、私はまだ経験が浅いからきっと失敗をする、憂鬱な気持ち、恐れ、逃避の姿勢、特に癌末期とわかっている場合は、告知されていない患者と病気の進行状態を知らされている家族の間に立って、どのような態度をとるべきかなど、思えば思うほど、暗いイメージに押しつぶされそうになります。

そのとき、たとえば、こんなふうに自分に言い聞かせてくださったらうれしいのです。

「私の人生が、かけがえないように、この人の人生もかけがえなく尊い。この人とかかわりをもつようになったのは、お互いのために何かの深い意味があるのだと思う。病人の表面に表れることは、その人のほんの一部にすぎないのだから、私の知らないところで苦しみ悩んできた命を、できる限り大切にしてあげたい。たとえ、どのような事態が起ころうとも、誠意を尽くしてこころから敬い、共感していこう。たった一回限りの出会いをけっして無駄にしないように」

つまり、あらゆる先入感と偏見から自由になって、まだ知らない相手を知ること、やさしく包もうと努めることから始めるのです。この場合の「知る」ということは、病歴や家族歴を知ることとは本質的に違います。自分を忘れた無償の愛で接することを言います。ただこれだけが、人のこころを動かし、幸せにできるのですから。

ナイチンゲールは優れた看護婦ヴィクトリアについて、感動を込め次のようにしたためています。

（中略）彼女は、その指をちょっと振るだけで泣き叫んでいた幼い患者も泣きやむような、そんな人でした。それはおそらく、非凡な愛から湧き出た非凡な力だったのでしょう。

（中略）ヴィクトリアは、死の床に伏しているとき、自分は常に看護の仕事に対して忠実であり、常にできる限りのことをしてきました、と私にあてことづてを送ってきましたが、まさしくそのとおりでした。彼女の目の届く範囲にあった病人はひとり残らず、富める者も貧しい者も、とうてい他者のなしえないようなケアを彼女から受けたのでした。

（中略）かつて例を見なかったほど私欲の少ない人であったと、表現するのは正確ではありません。彼女には私というもの自体が存在しなかったのです。

（『書簡集』、一四九―一五〇頁）

私たちのなかには、ヴィクトリアに並びうる人は多くないかもしれません。ただ、少なくとも、そうなりたいという願望によって、実現に向かい一歩前進していることは確かです。真剣に望むとき、人はすでに道程の半ばに達していることを信じましょう。

〝こわい看護師〟になってしまったら

さる病院に友人を見舞ったときのことです。向かい側の患者が興奮して、「ああ、恐ろしい、恐ろしい。あんなにこわい看護師さんがいるなんて、ショックで眠ることなどできやしない」と大声で叫んでいるのを耳にしました。

友人の説明によると、その人は窓側のベッドがあいたのでそこに移りたいと言い、いざ移ってみると隣の病人がうるさい。そこで、結局もとのベッドに戻りたいけれど、高すぎるので低いのと替えてほしいと願ったとのこと。すると、いつも無愛想な看護師がいっそう冷たい声音で、「ほんとうにむずかしい人なんですね、あなたは」と答えたのに感情を害して、この騒ぎが起こったとのことでした。

「この患者さんは六〇代だけれど、きつい性格らしく、命令口調でものを頼むから、どの看護師さんからもあまり好感をもたれていないようなのよ」と、友人は小声で教えてくれました。

どこにでも見られるひとこまなのかもしれません。それでも私はなぜか、看護師の立場に身を置いて考え込んでしまいました。

看護師は別に悪意があって、あのように応えたわけではないでしょう。第三者の私には、患者のわがままに対する当然の応答とさえ考えられます。

しかし、患者はいつまでもあの看護師に悪感情をもち、他の患者にまで「ショックを受けた」ことを言いひろめるかもしれません。そのとき、当の看護師はどんな態度でこの患者に接するでしょうか。ますますこころを閉ざし、義務を果たす以外、病室には足を運ばなくなるでしょうか。

それとも、患者の反応を真剣に受け止め、自分の一語が相手に与えてしまった痛みに共感して、「先程はごめんなさい」と素直にあやまるでしょうか。これにはたいへんな勇気が要ります。人間は例外なく短所をもち、自己中心ですから、明らかに相手に非がある場合、それを受容できるのは、ほんものの愛でしかありません。

ただ、ここで、つねに念頭に置かなければならない重要なこと、それは、病人はたとえいかに高い地位にあろうとも、治療者にたいしては弱者の立場に置かれているという現実です。この点を忘れると、つい健康な仲間に対するような態度を示したり、ときには上から見下して説教する姿勢にもなりかねません。

この点についても、ナイチンゲールははばからずに明言します。

（中略）患者がどんなにあなた方をよく知っているか、また患者がどんなに正確にあなた方を判断しているか、あなた方は知らないのです。あなた方がいつも自分のことばどおりに《生きて》いることを示さないかぎり、あなた方は患者の役には立ちえないのです。（『書簡集』、一二二頁）

ナイチンゲールが繰り返し勧めていたのは、「慈悲のこころ」で患者のこころを包むことでした。患者のはしたないことばや失礼な態度、わがままをつねにゆるしつづけること、自分を正当化せず、自己を主張せずに、忍耐すること。また、

「感謝の心をもっている人に善をなすことは、それほど大きな親切とはいえないからです」（『書簡集』、七六頁）

とも言っています。

先程の例で患者から嫌味を言われた看護師さんに、また、このかたと同じようなことをついしてしまうかたがたに、私は自分の経験から二つのことを申し上げたいと思います。

まず、つい冷淡なことばを口にしてしまう自分、みなにやさしくありたいと願いながら、一向にそうなれそうにない自分を暖かく受け入れましょう。自己弁解をしないで。また、自分を卑しめたり、これ以上よくなるはずがないと諦めたりしないで。私が私自身を受け入れないなら、だれにそれを期待できるでしょうか。自己を知ることは、自己の限界を知ることであり、私が他者とのかかわりのなかで向上できるのは確かなのです。

自分の理想像を描いていて、それに到達できない現実の自分に出会うたびに、苛立ちを覚える人が、他の人をありのままに受容することはできません。相手にも、私が勝手に抱いている理想像を押しつけてしまうからです。患者は治療者に対してかくあるべき、という理想を捨てて、ありのままの現実にやさしく対応していくのは、「慈悲のこころ」のなすわざです。

二つ目は、今度の失敗がかならず次の成功につながっていると信じること。たとえ、毎日同じ失敗を繰り返したとしても、人として成熟し開花したい、病む人々の友となって誠実に歩んで行きたいと、切に望んでいるなら、もう到達点は近いのです。

ナイチンゲールが書いていることばを深く考えてみましょう。

「私たちが明らかにしなくてはならないことは、他人についてではなく、自分についてなのです」（『書簡集』、九〇頁）

このことばを思いめぐらしながら、私はひじょうに大事なことに気づきました。それは、苦しむ人、病人、助けを求めている人々に、私は「何ができるか」ではなく、その人たちにとって、私は「だれなのか」「だれになりうるか」と自問することです。

黒川先生の診察室

医者が科学的に病因と治療法を追及することに全力をあげ、いつのまにか病人自身が置き去りにされてしまうという現実は、めずらしいことではなくなりました。

いまは亡き恩師・黒川利雄先生は、患者が診察室に入ってくると、慈愛深いまなざしでその姿、歩き方、椅子に座るときの姿勢をじっとみつめられます。「この患者の病苦にとどまらず、患者の肩にかかっている家族の苦しみに共感するため」と教えてくださいましたが、先生はこの思いを終生貫かれたおかたでした。問診で、患者の訴えを注意深く聴き、目と結膜と口腔を調べてから、両手首をとってご自分の膝の上にのせ、脈拍の状態に注意を集中なさいます。それから、実に丁寧な触診・打診につづく診察が始まるのでした。「黒川先生に診ていただいただけで、病気はもう治ってしまったような気がする」と、患者は感激して言ったものです。

診察をおろそかにして、科学的な検査の結果のみに頼る診断と治療を、先生はつねに戒めておられました。先生は医者であるひとりの人間として、患者であるひとりの人間に向き合い、医者としてなしうるすべてを傾けてご自分の使命を全うされました。文字どおり最後の日まで。

現代は、「〜をする」医療から、対等の人間として、病苦を担う者と「ともに在る」医療への転換が求められているように思われてならないのです。それはけっして、医療と研究をないがしろにするという意味ではないことも、おわかりいただけるでしょう。

稚内の海辺に立つ――「ともに在る」こと

はるかな稚内の海辺に立った、ある八月の夕べのこと。

海はかなり荒れていて、私はコートに身を包み、吹き飛ばされそうになりながら、水平線のかなたに沈んで行く落陽にこころを奪われておりました。一〇メートルもあろうかと思われる高波が太陽を越えて、しぶきをあげながら夕焼けの空に舞っていきます。太陽は刻々と夕空を彩り、その景観は生命あるもののように私をとらえて放さないのです。周囲には何人もの人が驚嘆して叫び合ったり、カメラをかまえたり、走り回ったりしていたのですが、私は全くそれに左右されず、たった一人でそこに立ちつくしていました。落陽の海は私をのみ、私は落陽の海にのみこまれていたのです。

たしかに、私はあのとき、言語には表現できない落陽の海を、創造主からの私への贈物として受けていたのであり、自然界の事象もまた、私に働きかけてこころの無形の贈物を創造主に捧げていたのであろうと思います。

「ともに在る」とは、私がいま向き合っている相手に、自分自身を贈物として差し出すこと、と言えないでしょうか。

「私はいま、あなたのためにだけ、ここにおります。何かのお役に立ちたいのです」と。

この態度が真実であることの尺度は、相手以外のことを念頭に置かないことです。せっかく向き合っていながら、「あと一〇分たったらあの仕事を片付けなければならない。電話で呼び出されたらどうしよう」などと考えていれば、私のからだはそこにいても、もはや、相手のものになりきっているとは言えないでしょう。

たとえ、許される限りのほんの数分であってもいい、「この時間はあなたのためだけですよ」と、相手に感じさせることができるなら、私はその人と「ともにいた」と言えるのです。こうした場合、不思議なことに、相手もまた私に自分を差し出して、互いにこころの交流を体験します。

前の感想文でふれた看護学生は「同じふるさとの雪」をきっかけに、患者との交流が可能になりました。こうして、患者が自分のほうから人間としての最も深いところで味わっている悲しみ、悩み、憂い、恐れを打ち明けるとき、その人は相手に貴重な贈物をしているのではないでしょうか。「その人だけの人生、私の知らない一回限りの人生」の、ほんの一部でも見せてくださるのは、ほんとうにすばらしい信頼の贈物だと、お思いになりませんか。

こうして、医療者は患者に共感し、苦悩をともに担い、現在あるがままの患者をそっくり受容していくことができるようになるでしょう。その場合、「私にはなんでも話してくれる」と自負したくなりがちですが、実はその人の歩んできた人生の重みは、とうてい計りがたく、尊く、打ち明けられたことは氷山の一角にすぎないかもしれません。それでも、つねに謙虚に、感謝し、深い尊敬の念を抱いて接することが大切であろうと思います。

幼い頃から真に愛された体験をもたない人は、周囲の人たちの思いやりを素直に受け入れることを知りません。一見、故意に反抗し、好意を拒否するかに見えても、当人の本心はそうではなく、ただ、自分がほんとうに愛されている事実が信じられないのです。このような場合、けっして諦めずに、どこまでも真心を尽くすなら、かならず通じるときがくることを信じましょう。

人生の最期に、自分をかけがえない一人として真剣に接してくださった看護師さんに、「ありがとう」の一言を残すことができれば、その人は「真に生きた」と言うことができます。他方、その看護師さんは、知らないうちにこの患者に生かされてきた自分に気づくでしょう。「生きる」とは、「愛する」ことであり、愛は河の流れのようにすべてを包み込んで、大海原である神の永遠のいのちに合流するのです。

病む人への真の思いやり

私の兄が入院していた大学の付属病院はかなり大規模で、看護師の養成も行き届いていたと思われます。二カ月余の病床生活中、後半はほとんど意識不明でした。しかし、毎日の緊迫した状況のなかで、どの看護師も私たち身内の目には暖かく、技術や病変への対応も適切に見えました。

ところが、兄のお気にいりはNさんなのです。意識が朦朧としていても、「きょうはNさんが来ないね」「Nさんにはどんなお礼をしたらいいだろう」などと申します。

家族の者は兄のことばをたのしんでおりましたが、私はNさんと他のかたの違いがどこにあるのか、たいへん興味を覚えました。ほとんどが二〇代の若さ、容姿の美しいかたがたである上、よく気がつき、ねんごろに看とってくださいます。

ある日、私は兄の名を呼ぶNさんの、なんとも言えないやさしさに気づきました。注意して見ていると、検温の後の毛布のかけかたから細かい仕草まで、どこか他のかたと違っています。「こころがこもっている」と言いましょうか。些細なこともけっしてなおざりにせず、しかも、患者が表現できないでいる気持ちまで敏感に察知するのがわかりました。生来、豊かな感性に恵まれたかたなのでしょう。

それにしても、病む人への真の思いやりに動かされるのでなければ、限られた時間のなかでやさしさを相手に伝えることはできません。このかたはいつも自分を贈物として兄に捧げ、兄もまた無言のうちにそれに応えていたのであろうと思います。

兄の霊柩車が病院を出るとき、馳せつけてきたNさんは大粒の涙を流しながら、深々と礼をすると、車が見えなくなるまでじっと立ちつくしていました。

前出のガブリエル・マルセルは、内心の意識によってしかとらえられない現実の世界を「神秘」と呼び、現代人は存在の神秘の世界で囁かれる声なき声を聴く耳をもたず、見えざる姿を見る目を失ってしまった。特に、女性がそうであるとき、人類は滅亡への道を辿る、と警告しました。

存在の神秘の世界で息づいている人のこころには、他の人々のよろこびや悲しみに和して響く繊細な弦がそなえられていると言えるでしょう。

その人がそばにいてくださるだけで安心し、落ち着きを取り戻し、こころの曇りが晴れていくような、そんな看護師が一人でもふえるなら、あの「暗いイメージ」は明るいイメージに変わって行くのではないでしょうか。

ナイチンゲールが言うように、私は自分に委ねられたこの患者にとって「だれ」であるのか、このきびしい問いを自らにかけつづけるなら、いつか、その答えを見いだすに違いありません。

「看護は犠牲行為であってはなりません。人生の最高の喜びのひとつであるべきです」(『書簡集』、一四七頁)

この表現には、おかしがたい品位と確信の力がこもっています。

病む人のかたわらに「ともに在る」、自分のすべてをその人に贈物として差し出しながら……。この絶え間ない自己否定を伴う「天職」が、どうして「人生の最高の喜びのひとつ」になりうるのか。

ナイチンゲールにとっては、これが神の無償の愛にならうこの上なく尊い行為だからでした。とりわけ、小さく、貧しく、苦しむ人々に注がれる神の愛に促され、支えられ、つねに祈りながら、ナイチンゲールはあの偉業を成し遂げることができたのです。

神様、私はあなたの卑しいはしためにすぎません。あなたの道具として私をお使いください――このように祈っていた謙虚なナイチンゲールは、「看護を会得するには一生かかる」と言い、これを、「神の力（己れの力でなく）に支えられつつ」果たしていこうではありませんかと、希望をもって呼びかけております。

第5章 ◈ 永遠のいのちの希望

人のための献身的な行為は、
たとえどんなに些少であっても、
永遠と結ばれています。

存在の価値

何を求めて
生きていったらいいんだ
教えてくれ
誰か教えてくれ

私は冬に生きるから
春の浜べの夢は見ない
たえられないから
社会にでて出世する夢はみない
結婚して家庭をもつ夢はみない
何か別の生きていく意味が要る
新しい価値の基準が要る

西多賀ベッド・スクール（現在の宮城県立西多賀支援学校の前身）の筋ジストロフィー患者の子どもの詩です。

人間に生まれてきて、このような病気に侵されている自分の存在意義、その価値はどこにあるのか。この詩が訴える必死の声に、私たちすべては、特に介護にたずさわっているかたがたは、なんらかの答えをもっていなければならないでしょう。

「生きる」というテーマで話し合うことになっていたとき、一看護学生が、すなおに問いかけてきました。「障害をもったかたがたは、制限された生活しかいとなむことができません。それでもほんとうの意味で『生きている』と言えるのでしょうか」。

そこで、私はパール・バック（一八九二—一九七三）の話をすることにしました。

この著名な女流作家が少女時代に描いていた夢は、自分の家が子どもたちでいっぱいになることでした。ところが、いざ結婚して生まれてきた子は精神に障害のある子どもだったのです。この動かしえない事実を前に、あとからあとから押し寄せて来る悲しみの涙は尽きることがなく、母親のこころを引き裂くのでした。そして、ついにこの悲しみとの融和の道程が始まります。

第一段階は、あるがままのものを、そのまま受け入れることでした。この問題は自分と娘の生涯につきまとうものであり、これをはっきりと認めない限り、次への一歩は始まらないのです。身動きのできない泥沼のなかに落ち込んだことも、何回あったことか。近所の子どもたちが片言で愛らしく話したり、行動し始めたりするのを見るたびに、うちのめされ、立ち上がる気力を失うのでした。

第二に、パール・バックは娘のためによい学校を探そうと決めました。この目標が立ってからは、逃れられない悲しみを否定するのではなく、この悲しみとともに生きる力が与えられたのです。

次に、「なぜ」という疑問をもつのを止めました。それができるようになったほんとうの秘訣は、自分自身のことや悲しみを思うのを止め、娘のことばかり考えるようになったからでした。自分中心に物事を考えている限り、人生は耐えがたいものであることがわかってきたのです。そして、実際、その中心を少しでも自分から外せることができるようになったとき、悲しみは耐えられる可能性があるものだと、理解し始めたのです。

誕生した娘の障害を知ったとき、パール・バックの胸をついてほとばしりでた最初の叫びは、「どうして私はこんな目に遭わなくてはならないのだろう」という、世の初めから幾千幾万の人々の口をついて出た同じ叫びでした。

長い年月をかけて、パール・バックは、次のような答えを出しています。

精神に障害をもつ娘が「彼女なりに過去において生存し、そして現在もまた生存しているというこの事実は、人類にとって何らかの役に立つものでなくてはならない」。

娘さんは施設にあずけられましたが、パール・バックは自宅にさまざまの国籍の孤児をあずかって世話をされたとのことです。

以上の例は、母親が悲しみと融和しながら、自らは存在の価値を発見できない娘に授けられている固有の使命を見いだし、この娘が人類の「役に立っている」事実に目覚めていく過程を物語っています。

こうした貴重な体験は、「私に何ができるか」ではなく、一人の人間として存在を与えられていること自体が、計りがたい恵みであることに気づかせてくれます。

介護者に求められているのは、被介護者が自分自身をこころから大切に思い、大きな力によって生かされていることに感謝し、与えられている人生を燃やしきって使命を全うするのを助けることではないでしょうか。考えてみれば、私たちの奉仕よりも被介護者のかたがたから受けるもののほうが、はるかに豊かなのです。

先日、訪ねてくださった看護師さんが、感慨深げにこう述懐されました。

「病院で働き始めてから、いつのまにか三〇年たちました。でも、この長い年月の間に患者さんから教えていただいたのは、私のほうでした」

この思いは教育者とて同じです。「負うた子に教えられる」と、昔から言いならされてきたように。

P君がシスターLに伝えたこと

私が所属する修道会に、世界的規模で真の平和運動に献身しているアメリカ人のシスターLがおります。来日した折、講演を聴きましたが、次のエピソードは思い出すたびに胸が熱くなるのを覚えます。

受けもっている小学生のクラスに、「祈り」の大切さを教えていたときのこと。自分でもよく説明できたし、生徒たちはわかってくれたようだ、これからは毎日祈ってくれるだろうと、ちょっとした満足感を抱いて授業を終えようとしたとき、突然、P君が発言のサインを出しました。

P君は身体に重度の障害をもつ子どもで、特製の車椅子に乗り、頭部をくくりつけておかなければ一秒も頭をあげていることができません。知能指数は平均ですが、重い言語障害があるため、かなり聞き慣れていなければ、話すことを十分に理解してあげることができないのです。Ｐ君は生後すぐ親に捨てられ、身元もわからないまま施設にあずけられて、毎日シスターＬのクラスに通って来るのでした。

シスターＬはこの子のそばに行くと、「何かわからなかったことがあったの？」と、やさしく尋ねました。すると、「ううん、ちがう。ぼくはね、まいにち、まいにち、ねるまえに、おいのりしているよ」と言うのです。

「そうなの。なんて、お祈りするの」

子どもはからだをねじ曲げ、あらゆる力を発音に集中して、うれしそうに答えました。

「『かみさま、てんのおとうさま、ありがとう！』って」

シスターＬは泣きました。自分が生徒たちに語り聞かせる以前に、Ｐ君は祈りがなんであるかを体験によって知っていたのです。世界中の不幸を一身に背負っているかに見えるこの子が、「なぜ、ぼくだけがこんなに苦しまなければならないの」と問うこともせず、神を恨むどころか、こころの底から、天の父である神の慈愛を信じ、神の子どもとされているよろこびを全身で現して、「ありがとう！」と祈っていたのです。

生あっての死、死あっての生——映画『生きる』

黒澤明監督の『生きる』という映画をごらんになったかたがおありでしょう。主人公は五〇代の公務員で、自分が癌に侵されていることを知ったとき、突然、五十数年の人生を真に生きた日が一日とてなかった事実を悟り、愕然とします。

残されているわずか数カ月の生命を、かなうことなら真に生きてみたい、そう思うと、彼は駆り立てられるように、あらゆる可能性を試み始めました。何度失敗を重ねても諦めず、ついに、自分の役所の管轄区域に公園を設置する企画に取り組みます。実は、以前から近隣の親たちの熱心な要望であったにもかかわらず、役所は嘆願書が提出されるたびに、これを退けてきたのでした。

死を前にした公務員の、文字どおり死力を注ぎ込んだ努力のおかげで、ついに親たちの夢が実現します。彼は臨終の瞬間に、真に生きた幸せを味わうのです。完成した公園には遊びたわむれる子どもたちの楽しげな笑い声が満ちています。

生きること、それは他者に自分を与えること……。

このような生きかたをした人の存在が消滅することはありえないでしょう。人のための献身的な行為はたとえどんなに些少であっても、永遠と結ばれているからです。

私たちの各自が、世界のなかで固有の、全く新しい存在であるとは、なんとすばらしいのでしょうか。心理学者によれば、人は九〇歳まで可能性を伸ばし、十分に発揮することができます。それがどのような形で現れるにしても、生命ある限り、私なりに人々のために役立てていくとき、毎日を充実した、真に「生きた」と言える生活に変えることができるはずです。

東京都立神経病院の院長であられた、椿忠雄先生が残された謙虚な意味深いおことばの幾つかをお伝えしたいと思います。これを読んでくださるかたがたが、亡き先生の医者としての高潔なご人格にふれて倣うことができるために。

「私は自分に、それほどりっぱな能力があるとは思っておりませんが、やはり、神様からいただいた能力を、生きている間にできるだけ多くお返ししなければならないと思っております」

「あと何年か残っている人生、それこそ明日死ぬかもしれないけれど、それが明日だったら、それなりに、明日まで最高のことをやった、ということに満足したいと思います」

「私はほんとうは、自分の命は自分のものだとは思っていないのです。生をいただいたからには、何か人に尽くすべきだと考えています」

椿先生はさらに、生と死について一見矛盾するような、しかし、まさに真理をついたご自分の深い見解を述べておられます。

「自分の命を大切にして、できるだけ人に尽くさねばならないと信じています。

他方、命を捨てて社会のために役立てるということもあると思います」

いただいたすばらしい命をおろそかにせず、人々のためにせいいっぱい捧げ尽くす、これは「ほんとうに生きる」ことであって、これ以上の充実した人生を考えることはできません。

しかし、社会のよりいっそう大きな善のために、必要ならば自分の命を惜しまずに与え尽くす、これこそ、「これ以上の愛はない」とキリストが言われた最高の愛の証しです。試練に耐えきれずに自ら死を急ぐ人もいますし、反対に、危険に直面して、自分だけが助かれば他の人はどうなってもかまわないという人もいます。私たちは毎日のように、報道機関をとおしてこの実例を見聞しますが、これは私たちへのきびしい問いかけではないでしょうか。

「生あっての死、死あっての生」という真理は、椿先生のおことばと、その生きた証しとなったご生涯によって明らかにされました。

最後まで全力を尽くして生きたシスターA

この問題に関して、私は再び、忘れられないシスターAとの会話を取り上げたいと思います。

化学療法のために入退院を繰り返すことになった最初の頃、死の半年前のある夕方のことでした。病室に入るなり、「待っていたのよ。どうしても聞いてもらいたくて」と、悲しそうに言います。

「ついさっき、病棟の師長さんが見えて、『Aさん、また入院生活を過ごすことになりましたけれど、気を落とさずにがんばってくださいね。名誉院長先生も、担当の先生も、回復なさるように一生懸命なさっているのですからね』っておっしゃったの。そのとき、私は返事もしないで、思わず顔だけ笑ったのよ。だって、この病気がここまで進行しているのに回復するなんて、ありえないでしょう。いつ死ぬか、時間の問題だけなのに、師長さんはまるで私が癌なのを知らないみたいに、大まじめでおっしゃるのだもの。つい笑いたくなってしまったわけ。

そうしたらね。師長さんは本気でおこってしまったの。『ああ、そうですか。わかりました。あなたの信じている宗教はそういうものなのですね』そう言い残して、病室を出てしまわれたのよ。

私はほんとうに悪いことをしてしまった！　せっかく親切に、こころから励ましてくださったのに、あんな失礼な態度を見せて、師長さんを躓かせてしまうなんて！　師長さんにあやまりたい」

そう打ち明けながら涙を流すのでした。

不思議なことに、私はちょうどその日、最後まで全力をあげて生きぬくことが、神様の慈しみへの最もふさわしい応えであるとの確信を、シスターＡに伝えたいと思っておりました。

年に一、二回、医者のシスターたちの集まりをもっていますが、その集まりでかならずと言ってよいほど話題にのぼる問題の一つは、癌になったシスターたちの医療に対する協力姿勢です。たとえば、一家の主婦が癌に侵された場合、どうせ不治の病だからと簡単に諦めず、回復したい意欲を失うこともほとんどありません。なんとかして病気を克服したいと、積極的に医療に協力します。自分が家族にとって、なくてはならない存在であると知っているからです。単に、この世の生に愛着しているのではありません。なんとかして家族の負担と悲しみを軽くしたいと、自分自身を忘れて愛する者たちの上を心配しているのです。

ところが、おしなべてシスターたちは「神様のみこころならば」と、回復への意欲を燃やさない人が多い。治療にも消極的である上、自己本位になりがちなのが、医者にとっては最も困る。これが、医者のシスターたちの嘆きの声でした。

私はシスターAに包まずこの話を伝え、今後も医療者の努力に協力して、神様からいただだいた尊い命を最後の一瞬まで生きるように努める、たとえどんなに苦しくとも。そうしてほしい、と願いました。時間も命もすべては神の賜物であって、各自にはこれを全うする重い責任がゆだねられています。

この日を期して、シスターAの新たな、驚嘆すべき闘病生活が始まったと言えます。生命を安易に、まるで自分のものでもあるかのようにみなしてはならない。病床にあっても祈りと病苦により、世界中の人々と連帯して人類の平和と善のために働くことを、神は望まれるのですから。

強靱な精神の持ち主であったシスターAは、病苦を訴えることがほとんどありません。幼い頃から身についた家庭教育と、できるだけ人を煩わせまいとする思いやりの現れでした。「痛みも苦しみもあるはずなのだから、遠慮しないで訴えてほしい」と、医者も看護師も何回となく勧めておられたのを思い出します。

苦痛のもっとも激しかった最期の数日間に、見かねて「看護師さんを呼びましょう」と言うと、「いま何時？　それなら、看護師さんは交替の時間で、いちばん忙しいのだから、もう一〇分待って」と言うのです。徹底して神と人々のために捧げきった生涯でした。

回診に見えた先生がたに、ふるえる指で文字盤をなすりながら、「先生ありがとう、ありがとう、ありがとう」と繰り返した感謝が、最後のことばとなりました。

永遠のいのちの希望

死を超えるいのちの希望と、現在の生を充実させることは、ターミナル・ケアと死の教育に不可欠の要素です。死を人生の完成、決定的な自己開花とするために、キリスト教が大きな役割を担うのは、「人間は永遠に生きつづける、つまり愛といのちは永遠である」との希望を与えうるから、と言われています。

前にもふれた実存哲学者ガブリエル・マルセルは、真正の愛には愛と、愛する相手が永遠に生きつづけてほしいとの希求がかならず伴う、と言いました。本来、かかわりのなかに置かれている人間にとって、時間と空間に制約された愛に甘んじるのはほんものの愛ではありません。別離と死別は、愛するもの同士のこころを引き裂きます。ですから、マルセルは愛と死の神秘について、「愛するとは、あなたは決して死ぬことはないであろうと言うことである」との有名なことばを残しました。

これに関連して言えば、哲学者マルチン・ブーバーの言う「われとなんじ」の関係も同じことをあらわしています。「われとなんじ」の関係は、もともと永遠なのであって、愛する相手や愛そのものが、死によって無に帰してしまうことはありえないのです。臨死体験をしたかたがたはみな、この世を超えた世界を、形容しがたい美しさ、光、色彩、やすらぎ、静けさ、よろこびなどと表現し、恐怖や苦痛から解放されて、来世への深い希望を抱きながら死を迎える、と言われています。

聖書の教えによれば、神は人間が永遠に生きるのを望まれるだけではなく、これを可能にしてくださいました。

信仰をもっていないかたであっても、永遠のいのちの希望を患者と分かち合うことができるのではないでしょうか。

たとえば、「私はもう長く生きられない。残される子どもたちがかわいそう」と嘆くのを聞いて、「大丈夫ですよ。きっとよくなって、子どもさんたちのところへ帰られる日がきますよ。それまで、がんばりましょう」と励ますほど酷なことはないと思われます。患者は自分のほんとうの気持ちが理解してもらえないことを知って、口をつぐんでしまうでしょう。とぎれた対話を補おうとして話せば話すほど、病人も看護者も疲れて、結局は互いに虚しさを感じながら別れるほかはありません。

こんなとき、患者が話した子どもについて、「よかったら話してくださいませんか」と、尋ねてみましょう。すると、患者は、自分が親としてどれほどその子を愛してきたか、いま、その子はどんなことをしているか、何になりたいと望んでいるか、など打ち明け始めるかもしれません。話しているうちに、いつのまにか希望が芽生えてくるのを覚えます。「あの子のために元気になりたい」と。

そのとき、第三者には、それが到底かなえられぬ夢にすぎないとわかっていても、希望を抱き始めた患者に共感しましょう。「神様はきっと、すべてをよくしてくださいますよ。信頼して待ちましょう。神様の慈しみ深いみこころにとっては、あなたも、ご家族も、みんなかけがえなく大切なのですから」と。

これはけっして偽りの励ましではありません。その人にとって何が最もよいことなのかをご存じのかたに、現在と未来をゆだねることなのです。

死の不安と恐怖に襲われている人には、私たちの人生はけっして無駄ではないこと、こころから人を大切にし、そのために些かなりと尽くしたすべては終わりなく報いられる、という希望を語ることができるのではないでしょうか。

「人間にとって、身体とは自己を表現し、他者と交わる場である」とは、現代の聖書学や人間学、心理学の理解です。肉体は絶えず変化し、死ねばついに土にかえってしまいます。けれども、私たちがこの体で愛し、仕え、生きてきた人生は、ほかのだれのものでもなく、この私に固有のものです。

キリスト教の復活信仰とは、「この世で生きてきた私と神、私と他者、そして宇宙との関係が永遠のものとして神に受け入れられ、全く新しい次元におかれる」ことにほかなりません。イエス・キリストが死者の初穂として復活し、これを確証してくださいました。

この信仰をもっていると否とにかかわらず、「私たちの命はこの世だけで終わるのではないのですよ」と、自らも心底からそう希望しつつ、患者に言うことはできるのです。

〝希望する〟とは――聖女テレーズの生涯

フランスのリジューと呼ばれる小さな都市は、ほぼ一〇〇年前、そこのカルメル会修道院で二四歳の生涯を閉じた聖女テレーズで有名になりました。現在も毎日、何万という巡礼者が跡を絶ちません。テレーズが自叙伝や手紙で繰り返し繰り返し述べたのは、万事に先んじる神の慈愛への絶対の信頼とゆだねでした。

「もし、人々が神様のあわれみ深い愛に値しないものは何ひとつないことを知ったなら……。自分の無力さを受け入れ、空の手を神様に差し伸べるとき、神様はこの信頼に無限の愛をもって報いてくださることを信じたなら……」

価値あるものは外部に現れる行為そのものではなく、そこに込められた愛のみであることを、テレーズは確信をもって告げつづけました。

希望は、自分を中心にする自我から出て、神と他者に向かう旅びとの姿勢であると言えます。ですから、希望するとは、未来に向かってつねに開かれていることにほかなりません。この未来とは言うまでもなく、地上を超える世界をも指しております。テレーズが残した多くの手紙のなかから、死に関するほんの一、二を挙げてみましょう。

「この世のいのちの夜の間に、一度しか来ないたった一夜の間になすべきことは一つしかありません。それは、愛すること……こころのありったけを尽くして、イエス様を愛し、愛させること！」

「永遠の扉を前に立っているいま、私が悟っている多くのことを申し上げたいと思います。でも、私は死ぬのではありません。いのちに入るのです」

「私を探しにくるのは死ではありません。神様です。死は、妄想でも恐ろしい幻影でもないのです。ただ、人がそう思うにすぎません」

（『小さき聖テレジア自叙伝より』）

テレーズが死んだとき、シスターたちは一人ひとりが別れの記念にもらっていた聖画に記されているテレーズのことばが実現したことを感じたのでした。


信じたものを見ています。

希望したものを所有しています。

そして、力いっぱいお愛ししたかたと結ばれています。

希望に励まされ、使命を全うする

最後に、一つのエピソードでこの章を結びたいと思います。

フランス人で、著名な哲学者ジャン・ギットンが幼かった頃、ある日突然、母親に問いかけました。

「おかあさん、死ぬってどんなこと?」

これを聞いた母親は黙って立ち上がり、聖書を棚からおろして幼子の前に立つと、ヨハネによる福音書の一三章を開き、おごそかに、愛を込めて、冒頭の一節を朗読したのです。

　さて、過越祭の前のことである。イエスは、この世から父のもとへ移るご自分の時が来たことを悟り、世にいる弟子たちを愛して、この上なく愛し抜かれた。

　これは、イエスが十字架の死の前日、一二人の使徒たちとともにされた最後の晩餐の冒頭に記されていることばです。イエスの受難と死は、父である神と人類への愛の極みでした。この計り知れない愛の神秘がここに要約されているのです。

　さて、母親は聖書を置くと、幼いジャンの手を取って優しく答えました。
「死ぬっていうのはね。天のお父様でいらっしゃる神様のもとに帰ること。そして、神様と人々を愛し抜くことなのですよ」

後に偉大な哲学者になった、このときの幼いジャンは九〇歳を越えた現在にいたるまで、「死」について問う必要を感じないということです。

神の恵みと　慈しみに生涯伴われ
私はとこしえに　神の家に生きる

（『典礼聖歌集』より）

シスターAが病床でいつも、よろこんで歌っていた信頼と希望の詩編の一節です。私の拙い話をお聴きくださった、あるいはお読みくださったかたがたが残らず、いつの日か、この詩編に歌われている永遠のいのちの幸せをともにすることができますように。

特に、病む人々の傍らにあって「生と死に仕える」かたがたが、いまからすでにこの希望に励まされ、よろこんで使命を全うされますように。

文献

小玉香津子編訳『ヴァージニア・ヘンダーソン論文集』増補版、日本看護協会出版会、一九八九年、三八―三九頁
遠藤周作著『冬の優しさ』新潮文庫、一九八七年、一八六―一八七頁
川端康成著『伊豆の踊子』改版、新潮文庫、二〇〇三年
川端康成著「少年」〈『川端康成全集』第10巻所収、新潮社、一九八〇年、二二八頁
日本看護協会出版会編『看護への希い　63』日本看護協会出版会、一九八三年、八六頁
ガブリエル・マルセル著、松浪信三郎・掛下栄一郎訳『存在の神秘(マルセル著作集5)』春秋社、一九七七年
マルコム・マゲッリッジ著、沢田和夫訳『マザーテレサ――すばらしいことを神さまのために』女子パウロ会、一九七六年
湯槙ます他編訳『新訳・ナイチンゲール書簡集』現代社、一九七七年

（本書に引用したナイチンゲールの言葉は、すべてこの書簡集による）

新共同訳『聖書』日本聖書協会、一九八七年
日本看護協会編『死の看護事例集』日本看護協会出版会、一九八四年、二一頁、一一三頁
パール・バック著、松岡久子訳『母よ嘆くなかれ』法政大学出版局、一九七三年、五一六頁
椿忠雄著『神経学とともにあゆんだ道』（第一集～第三集）【非売品】、一九八八年
菊地多嘉子『リジュのテレーズ』清水書院（Ｃｅｎｔｕｒｙ　Ｂｏｏｋｓ　人と思想）、一九九四年
東京女子跣足カルメル会訳『小さき聖テレジア自叙伝』ドン・ボスコ社、一九六二年
ジャン・ギトン著、岳野慶作訳『わが母の面影』中央出版社、一九六二年

菊地多嘉子（きくちたかこ）

帝国女子医学専門学校（現在の東邦大学医学部）卒業。東北大学医学部入局。1945年にコングレガシオン・ド・ノートルダムに入会し修道女となり，現在に至る。モントリオール大学で神学を，ラヴァール大学でキリスト教教育学を専攻。

著書に，『あから始まる贈りもの——たいせつなあなたに』（ドン・ボスコ社），『果てしない希望——リジューのテレーズ』（ドン・ボスコ社），『リジュのテレーズ』（清水書院），『子どものための旧約聖書』（サンパウロ），『イエズスさまといつもいっしょに』（サンパウロ）などがある。

＊本書は，1987年に小社が刊行した『看護のなかの出会い』，1995年に刊行した『続　看護のなかの出会い』を再編集して1冊とし，加筆修正を行い新装版として刊行したものです。

看護《かんご》のなかの出会《であ》い
“生《せい》と死《し》に仕《つか》える”ための一助《いちじょ》として

Nature of Nursing

2015年8月10日　第1版第1刷発行　〈検印省略〉

著　者▪菊地多嘉子《きくちたかこ》
発　行▪株式会社 日本看護協会出版会
〒150-0001 東京都渋谷区神宮前5-8-2　日本看護協会ビル4階
〈注文・問合せ／書店窓口〉TEL/0436-23-3271　FAX/0436-23-3272
〈編集〉TEL/03-5319-7171
http://www.jnapc.co.jp
装　丁▪臼井新太郎
装　画▪藤田美菜子
印　刷▪株式会社 フクイン

ISBN978-4-8180-1919-5